Conseil d'Hygiène
et de
Salubrité publique de
l'arrondissement de Sisteron.

—

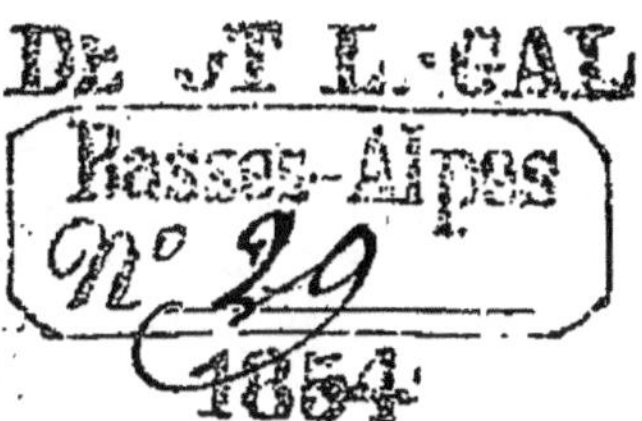

PRÉCAUTIONS

A PRENDRE CONTRE

LE CHOLÉRA.

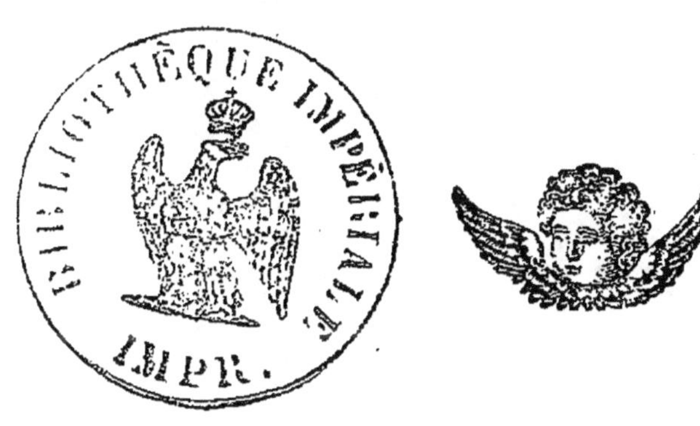

SISTERON.
LIBRAIRIE D'AUGUSTE BOURLÈS,
Place de l'Horloge, 5.
1854.

PRÉCAUTIONS A PRENDRE

CONTRE

LE CHOLÉRA.

Elles sont de deux sortes :

1° Précautions morales,

2° Précautions physiques.

L'influence épidémique a d'autant plus de prise sur le corps humain, qu'il y est plus disposé par le découragement et la frayeur.

Il faut donc être calmes, ne point se laisser aller aux vives impressions qui surexcitent d'abord, abattent ensuite.

Le Choléra n'est pas une maladie contagieuse ; *il ne se prend pas.* L'on peut dès lors donner sans crainte les soins les plus assidus comme les plus prolongés aux malades atteints.

C'est surtout en temps d'épidémie qu'il importe d'observer les règles les plus sévères de l'hygiène. Ces règles ont trait à l'habitation, à la nourriture, aux individus.

Les maisons doivent être très-propres : il faut non seulement les arroser et les balayer, mais aussi ne point laisser séjourner les eaux ménagères, les urines, etc. , laver tous les jours les vases de nuit. Il est urgent d'enlever les fumiers qui les entourent ou qui sont dans les écuries.

Elle doivent être aërées tous les jours, et plus que les autres, celles qui ne reçoivent que peu les rayons solaires.

On conseille de ne pas coucher plusieurs personnes dans la même chambre, afin que l'air s'y conserve pur.

Dans la saison d'été, il vaut mieux coucher sur les aires, dans les greniers à foin, sous des tentes, que de s'entasser trop nombreux dans le même appartement.

En temps de pluie, ne pas laisser

les fenêtres ouvertes trop tard.

La nourriture doit être choisie. Proscrire les fruits de quelque nature qu'ils soient, les légumes qui ont une grande quantité d'eau de végétation, tels que concombres, courges, melons, etc. , ceux dont la digestion est difficile, comme les haricots verts, les salades vertes, etc. — La pomme de terre est préférable à tout.

Dans tous les cas, on recommande la plus grande sobriété.

Ces précautions sont d'une grande importance. — En temps d'épidémie cholérique, l'estomac n'est point dans son état normal ; il est plus susceptible. Il est donc indispensable d'éviter tout ce qui peut amener un dérangement ; car ce dérangement, léger d'abord, peut prendre des proportions graves et dangereuses.

Il est utile de boire un peu de vin et, à défaut, de couper l'eau avec quelques gouttes d'eau-de-vie.

L'on doit se tenir proprement, faire tous les jours, sur plusieurs parties du corps, des ablutions froides si nécessaires à la conservation et à la vigueur.

PREMIERS SOINS A DONNER
AUX CHOLÉRIQUES.

Le Choléra est une maladie grave sans doute, mais il est plus effrayant qu'il n'est en réalité dangereux. Il est presque toujours précédé de symptômes dont on apprécie mal la valeur, tels que faiblesse, maux de tête, oppression de poitrine, pesanteur d'estomac, grouillement de ventre, etc.

La diarrhée s'établit, les selles sont abondantes, brusques, de couleur jaunâtre, c'est l'invasion de la maladie

Si les selles, d'un gris jaunâtre d'abord, deviennent blanchâtres, sans odeur, semblables à l'eau de riz; si à ces symptômes viennent se joindre les vomissements semblables aux selles, des coliques, des crampes dans les bras et dans les jambes, si le malade n'urine que peu ou point du tout, s'il y a refroidissement général, alors c'est le Choléra confirmé.

Il est aussi facile d'arrêter la maladie à sa période d'invasion qu'il est difficile de se rendre maître du Choléra confirmé.

Ne jamais négliger la diarrhée quelque légère qu'elle soit.

Aussitôt que quelqu'un se sent pris des symptômes qui indiquent la période d'invasion, il faut le faire coucher dans un lit chaud, le dépouiller de sa chemise, l'envelopper dans une couverture de laine, placer à ses flancs deux bouteilles d'eau chaude et a l'aide des infusions de tilleul, de thé, de sureau, de cammomille, dans les quelles on ajoutera un peu d'eau-de-vie, faciliter la transpiration.

Lui faire prendre un quart de lavement fait avec une cuillerée à bouche d'empois ou avec de l'eau de son.

Tous les moyens doivent être employés pour amener une réaction. On appelle la réaction, le surcroit de chaleur, la transpiration.

Si ces moyens ne réussissent pas, n'hésitez pas, prenez une brosse, un tampon de laine grossière, trempez-le dans du vinaigre bien chaud, et frictionnez fortement la colonne vertébrale.

Il importe de découvrir le malade le moins possible.

Des cataplasmes de moutarde doivent être appliqués sur le ventre, aux extrémités, partout enfin.

Le docteur Bellencontre de Paris, conseille des frictions sur la colonne vertébrale avec de l'essence de thérébentine. — C'est un moyen excellent. Placez le malade dans une double couverture de laine, trempez un tampon de laine dans de l'essence de thérébentine et, sans découvrir le malade, frottez fortement la colonne vertébrale pendant six à huit minutes.

Cette opération faite, refermez la couverture, placez des bouteilles d'eau chaude aux pieds et sur les flancs, promenez un fer à repasser bien chaud sur tout le corps, donnez du tilleul avec de l'eau-de-vie et faites transpirer.

Si vous êtes assez heureux pour obtenir la chaleur et la transpiration, conservez-la et empêchez le malade de se découvrir, même les mains. Si la chaleur ne se soutient pas, recommencez les frictions avec la thérébentine. Noubliez pas que pour que ce remède agisse, il faut empêcher que l'évaporation de la thérébentine se fasse au dehors. Tenez donc les malades bien enveloppés dans leurs couvertures.

Les moyens que nous venons d'indiquer, tout le monde les a sous la main. En attendant l'arrivée des médecins, employez-les avec persistance : c'est la promptitude et l'énergie des secours qui sauveront les malades.

Sisteron, le 8 août 1854.

Le Secrétaire du Conseil d'hygiène,
L. CHABUS, D. M.

Le Président du Conseil d'hygiène,
Maire de Sisteron,
BANÉ.

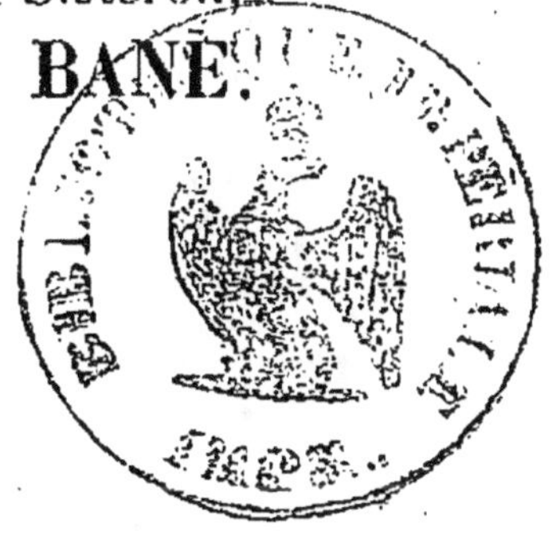

Sisteron. — Imprimerie d'Aug. Bourlès.

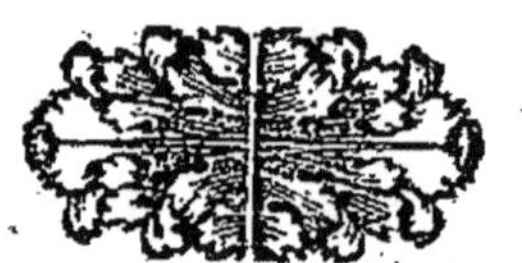